ESSAI

D'UNE

THÉORIE SUR LA NATURE DE L'AGENT

DONT L'INFLUENCE PRODUIT LE

CHOLÉRA-MORBUS

ÉPIDÉMIQUE;

PAR LE Dr G. THÉRIANO.

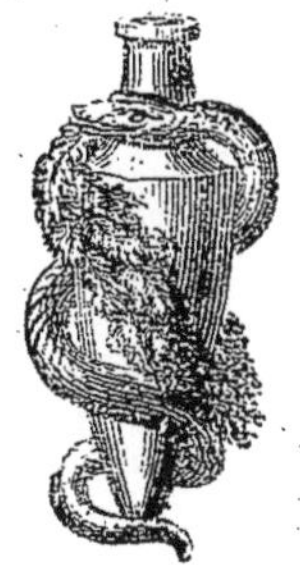

PARIS,

TYPOGRAPHIE DE FIRMIN DIDOT FRÈRES,
IMPRIMEURS DE L'INSTITUT,
RUE JACOB, 56.

1848.

ESSAI

D'UNE

THÉORIE SUR LA NATURE DE L'AGENT

DONT L'INFLUENCE PRODUIT LE

CHOLÉRA-MORBUS

ÉPIDÉMIQUE;

PAR LE Dʳ G. THÉRIANO.

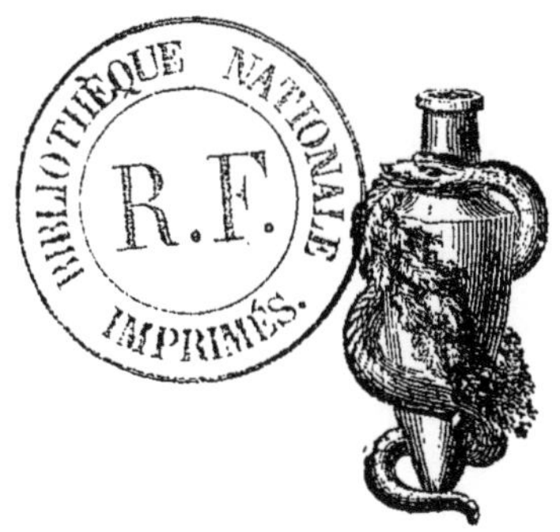

PARIS,

TYPOGRAPHIE DE FIRMIN DIDOT FRÈRES,
IMPRIMEURS DE L'INSTITUT,
RUE JACOB, 56.

1848.

OBJET DE CET ESSAI.

Les médecins de toutes les nations ont écrit
sur le choléra-morbus épidémique. Parmi ces
écrits on a des traités qui, sortis de la plume
d'illustres professeurs, ne laissent rien à ajouter aux descriptions qui ont été données sur la
marche de la maladie, sur la succession des
phénomènes avec lesquels elle se manifeste, sur
la rapidité avec laquelle elle parcourt ses périodes, sur les méthodes qui ont été suivies
dans le traitement de cette maladie, et sur les
lésions anatomiques observées dans les cadavres des individus qui ont péri aux différentes
périodes de cette même maladie. J'ose dire que,
si l'on voulait donner un nouveau traité sur
cette maladie, il serait très-difficile de se rap-
procher de la clarté, de l'ordre et de l'exacti-
tude avec laquelle ont été discutées par ces savants toutes les questions relatives à la susdite
maladie. Il ne reste que de savoir quelle est la
cause de cette maladie, et quelle est la nature
de l'agent qui est la source de l'épidémie, et dont
l'influence imprime aux nations cette disposition qui n'a besoin pour être mise en action
que d'un écart hygiénique. En effet, on voit que
cet écart hygiénique détermine le développe-

ment du choléra chez les individus sur lesquels l'influence de cet agent a modifié l'état organique et a formé la disposition. C'est sur la nature de cet agent que j'ose publier ce petit essai. Dans le développement de cette question, j'ai cherché de me mettre en rapport avec l'état actuel, qui ne donne pas assez de loisir ni aux savants, ni aux médecins, ni au monde en général. Pour éviter tout verbiage et pour me rendre possiblement moins importun, j'ai borné mon écrit à la simple exposition de la théorie dont les principes sont puisés dans la nature des phénomènes que la maladie manifeste et dans l'invariabilité avec laquelle la propagation de l'épidémie est effectuée. Je ne me flatte point d'avoir réussi, et je n'ai pas la prétention que les savants approuvent dans toutes ses parties la théorie que j'ose soumettre à leur considération : j'ai seulement la conviction que cette théorie pourra les détourner de la routine qui a été suivie pendant des siècles; routine qui n'a conduit à aucune connaissance sur la nature des agents qui sont la cause de tant d'épidémies et de tant de contagions. En toute manière, ma théorie, tout erronée qu'elle puisse être, ne pourra augmenter le nombre d'incohérences qui existent que d'une quantité infiniment petite.

CONSIDÉRATIONS PRÉLIMINAIRES

En réfléchissant sur les causes qui ont été
considérées capables d'altérer la marche de la
santé de nations entières et de déterminer chez
ces nations le développement du choléra-morbus
épidémique, j'ai formé des doutes sur la valeur
de ces causes, c'est-à-dire, sur la force qu'elles
doivent avoir de résister à un grand nombre
d'influences dont l'action, non-seulement empêche la transmission de ces causes, mais affai-
blit et annule l'état permanent de ces mêmes
causes. En soumettant au raisonnement une à
une toutes ces causes, on verra qu'elles ne sont
ni permanentes ni invariables ; au contraire, la
cause de l'épidémie du choléra-morbus fait voir
qu'elle est permanente et invariable. Il est certain que cette épidémie, partie de l'Inde, s'est
propagée de proche en proche jusqu'aux extrémités du globe, sans subir des changements
dans sa nature ; et il est certain aussi que, dans
ce long trajet et dans sa longue durée, elle s'est
conservée toujours identique à elle-même, et a

SUR LA NATURE DE L'AGENT

DONT L'INFLUENCE PRODUIT LE

CHOLÉRA-MORBUS ÉPIDÉMIQUE.

Pour étudier la nature d'une maladie et arriver à la connaissance de la cause d'où elle tire son origine, il est nécessaire d'abord de tâcher de séparer de tous les autres les phénomènes qui se manifestent constamment dans le développement et dans la marche de cette maladie, et d'examiner ensuite la liaison qui existe entre ces phénomènes et les dispositions des organes dont l'état morbide manifeste ces phénomènes. Enfin il est nécessaire de chercher à connaître les rapports qui existent entre ces organes et le mode d'agir des agents dont l'influence peut affecter l'économie organique et déterminer le développement de ces mêmes phénomènes. On doit ajouter que, si la maladie est épidémique

2

ou contagieuse, il est alors nécessaire d'examiner quelle est la nature des agents dont l'influence peut produire l'un ou l'autre de ces deux
états.

En examinant ainsi ce que le choléra-morbus
épidémique offre à l'observation, on verra que
les phénomènes les plus constants qui se manifestent dans le développement et dans la marche
de cette maladie sont les suivants : 1° des douleurs
plus ou moins fortes dans la région épigastrique,
unies à des vomissements et à des déjections ventrales d'un liquide qui est d'une nature tout à
fait particulière, et qui ne se rencontre en aucune des maladies dans lesquelles les vomissements ou les déjections ventrales forment un des
symptômes ; 2° les crampes qui surviennent
dans les mollets, aux cuisses, aux bras, et qui
s'étendent aux muscles de l'abdomen, à ceux des
gouttières vertébrales et à ceux de la poitrine ;
3° la stagnation du sang, son changement en
sang noir, et les conséquences qui résultent
de cette stagnation et de ce changement dans la
qualité de ce liquide, c'est-à-dire, la dépression
rapide du pouls, le refroidissement de la peau,
la lividité qui gagne diverses parties, l'haleine
froide, et l'inactivité de la respiration, quoiqu'à
l'auscultation il semble que l'air pénètre libre-
ment dans les divisions bronchiques.

Les vomissements qui résultent de l'accumu-
lation dans l'estomac du liquide susmentionné,
et les déjections ventrales qui ne consistent que
dans l'expulsion d'un liquide de même nature,
supposent une sécrétion qui n'est pas en rapport avec les sécrétions auxquelles est destinée
la muqueuse de l'estomac et des intestins, c'est-
à-dire que la sécrétion de ce liquide n'est pas en
rapport avec les dispositions organiques des
muqueuses gastro-entériques. Ce liquide, qui
n'est sécrété des susdites membranes, et qui
n'est versé ni par le foie ni par le pancréas, ce
liquide enfin, qui ne provient que d'une effu-
sion qui s'effectue dans la cavité gastro-entérique, suppose une communication établie entre
les capillaires du système vasculaire qui forment
un des éléments du tissu membrano-musculeux
du tube alimentaire, et la cavité gastro-entérique. Nous verrons comment se forme cette communication. Relativement aux crampes, l'on sait
qu'elles ne sont que des contractions musculaires ;
mais ces contractions sont accompagnées d'un
échauffement qui est l'effet du courant nerveux
accumulé dans les extrémités nerveuses, et c'est
cet échauffement qui irrite les fibres musculaires
et produit la sensation d'un déchirement musculaire. Enfin, le phénomène de la stagnation du
sang et son changement en sang noir supposent

d'une part un ralentissement dans les mouvements circulatoires, et de l'autre, une diminu-
tion dans la force du poumon de décomposer
l'air atmosphérique et absorber une quantité
d'oxygène suffisante à l'hématose.

Pour l'explication de ces trois phénomènes
qui se manifestent avec plus de constance chez
tous les cholériques, et dans les différentes circonstances et dans les différentes modifications
de la maladie, ainsi que dans ses différentes com-
plications, ils ne diffèrent que dans le seul degré
d'intensité; pour l'explication, je dis, de ces phénomènes, non-seulement on n'a aucune théorie,
mais avec les principes de la physiologie ac-
tuelle on ne peut donner aucune explication de
l'étrange combinaison de ces phénomènes, c'est-
à-dire de l'accroissement des matériaux sécrétés,
tandis que la source de ces matériaux est presque tarie, parce que le sang, qui est la source,
est dans un état de stagnation.

Une théorie sur cette maladie ne doit pas se
borner à l'explication des susdits phénomènes,
mais elle doit donner aussi l'explication du lien
qui existe entre ces phénomènes et la cause épidémique, et du lien qui existe entre l'influence
épidémique et la manière d'agir de l'agent qui
est la source de cette influence épidémique. A
tout cela on doit ajouter que c'est de cette même

théorie que doivent résulter toutes les explica-
tions relatives à la manière avec laquelle l'épidémie se développe et se propage, et donner
aussi la raison pourquoi, dans sa propagation,
l'influence épidémique préfère suivre les grandes
routes, les rives des fleuves, des lacs, etc., et
pourquoi tous les cas de choléra ont été toujours remarqués sous l'influence d'une température humide et chaude, et pourquoi, avec
moins d'intensité, elle atteint les individus qui
habitent les lieux élevés. C'est de cette même
théorie que doit résulter l'explication pourquoi,
dans sa propagation, cette épidémie se conserve
toujours identique à elle-même, et pourquoi,
sous toutes les latitudes et sous différentes influences géologiques, elle produit les mêmes
effets, c'est-à-dire qu'ils ne diffèrent pas dans leur
nature, quoiqu'ils puissent différer dans le degré
de leur intensité. De cette même théorie, il doit
résulter encore l'explication pourquoi cette épidémie, partie des rives du Gange, a frappé si-
multanément plusieurs villes placées presque au
contour de ces rives, et, de proche en proche,
avec une marche très-lente, elle s'est propagée
jusqu'aux dernières limites de notre hémisphère.
Cette même théorie doit donner la raison pourquoi, dans toutes les villes envahies par cette
maladie, son développement a toujours été pré-

cédé de petites indispositions et d'un petit mal-
aise dont se plaignaient les habitants de ces villes.
Il est certain que de petites indispositions, de
petites coliques et de petits malaises ont été
les précurseurs qui ont annoncé aux différentes
populations que doit se développer la maladie,
et, par conséquent, qu'elles doivent être frap-
pées de l'épidémie. C'est de la même théorie
qu'il doit résulter encore l'explication pourquoi,
chez tous les individus qui ont été saignés, soit
pour une affection de la poitrine, soit pour un
refroidissement qui aurait développé la fièvre
avec des caractères inflammatoires, le sang qui
est sorti, soit de la saignée au bras, soit au
moyen des sangsues, ce sang est sorti toujours
noir, et la couenne qu'il a donnée n'avait pas
la consistance en rapport avec l'état inflamma-
toire. La même théorie doit donner aussi la raison pourquoi, dans la marche de la maladie,
des symptômes graves succèdent avec la plus
grande rapidité aux accidents légers, et pourquoi l'état typhique est une des terminaisons
les plus fréquentes de cette maladie. Enfin, c'est
de cette même théorie qu'on doit avoir l'explication pourquoi, dans les cadavres des cholériques, on rencontre les poumons presque ex-
sangues; pourquoi, dans ces mêmes cadavres
des cholériques, on rencontre presque cons-

tamment dans la muqueuse des intestins et dans
celle de l'estomac une éruption plus ou moins
confluente, éruption qui consiste en des granu-
lations qui font saillie à la surface de la muqueuse, et laissent suinter un liquide blan-
châtre.

Avant de donner la théorie qui pourra satisfaire aux questions susmentionnées, il est nécessaire d'observer que, de toutes les causes qui
ont été regardées comme la source de cette épidémie, aucune de ces causes ne peut être permanente et invariable. En effet, tous les gaz
délétères, toutes les émanations, tous les effluves, tous les miasmes, toutes les infections
sont soumises à l'influence d'une infinité de
variations atmosphériques et météorologiques
qui arrivent nécessairement dans les différentes
latitudes, dans les différentes saisons et dans
les différentes positions géologiques. Sous l'influence de ces variations, les susdites substances,
dans leur passage dans l'atmosphère, doivent
nécessairement se disséminer, se raréfier, et per-
dre enfin toute force délétère. Il est certain que
la lumière du soleil et l'électricité altèrent leur
composition. La force des vents les dissémine,
la pluie dissout et s'imprègne de tout ce qui
est soluble; la respiration même des hommes et
des animaux diminue leur quantité, et le sol qui

les attire facilite leur disparition. Outre cela, l'on sait que tous les gaz, toutes les émanations, tous les effluves, tous les miasmes, toute espèce d'infections, etc., soit qu'elles sortent du sein de la terre, soit qu'elles sortent des eaux stagnantes ou de toute substance en putréfaction, n'étendent leur action qu'à des distances très-petites, relativement à l'action délétère qu'exerce le foyer duquel elles sortent. Au contraire, la cause qui produit le choléra s'étend et se propage d'une contrée à l'autre, et n'a de limites que celles du globe. Outre cela, on voit que, dans tout développement de cette maladie, il se forme un nouveau foyer qui, dans son intensité et dans la tendance de produire les mêmes effets, ne diffère pas du foyer duquel il a tiré son origine. Ces raisons prouvent évidemment que les causes susdites ne peuvent être en aucune manière regardées comme la cause de l'épidémie. Je répète que cette épidémie, qui a une durée si grande, et qui du tropique se propage jusqu'au pôle, suppose qu'elle tire son origine d'une cause tout à fait différente, et dont la nature est permanente et invariable.

Nous devons ajouter une autre considération relative à l'état électrique de l'air atmosphérique, et prouver que cet état électrique ne peut être regardé comme la cause de l'épidémie. En effet, cet état électrique de l'air pourra varier, et il est certain que l'électricité positive de l'atmosphère se change en électricité négative. On pourrait dire cependant que ce n'est pas cette électricité de l'air qui doit être considérée comme la cause de l'épidémie; mais ce sont les molécules d'émanations météorologiques qui, absorbées et mises en contact avec les molécules de la masse en circulation, développent des courants électro-chimiques qui altèrent l'affinité chimique des éléments du sang, produisent son changement en sang noir, d'où résultent le ralentissement des mouvements circulatoires, sa stagnation, et enfin les autres phénomènes qui sont la conséquence nécessaire de l'altération des conditions chimiques de ce liquide. Mais si l'on considère que, toute grande que pourrait être la quantité de ces molécules météorologiques, absorbées qu'elles sont par des populations si nombreuses, elles auraient dû disparaître, et si l'on considère aussi que ces molécules en contact avec l'air atmosphérique s'oxydent (et alors leur manière d'agir n'est plus électrique, mais chimique), on verra que ce n'est pas à ces molécules météorologiques qu'on doit attribuer la cause de l'épidémie. D'ailleurs, pour être absorbées, il faut supposer que ces molécules occupent les couches basses de l'atmosphère, et alors, attirées par le sol, leur quantité serait plus vite épuisée. D'après ces raisons, nous pouvons dire que ces émanations météorologiques ne peuvent en aucune manière former la cause d'une épidémie qui se transmet d'une nation à l'autre, et dont les bornes ne sont que celles du globe.

Je ne dirai rien relativement à l'idée qui suppose que des insectes, développés au sein de l'atmosphère, sont la cause de l'épidémie. L'insubsistance de cette idée a été démontrée dans tous les rapports.

Pour avoir une idée claire de la relation qui existe entre les principes de la théorie dont nous allons donner une esquisse rapide et les dispositions organiques du corps de l'homme, il est nécessaire de se rappeler que le système nerveux, qui est le conducteur d'un agent dont l'influence anime toute l'économie organique, ce système est susceptible d'être affecté de deux directions différentes : l'une qui part des centres de ce système et qui se transmet jusqu'aux extrémités, et l'autre qui part de ces extrémités et se transmet aux centres. Nous ne parlerons pas de la première, qui forme le siége des maladies graves; nous dirons quelque chose de la seconde, et nous nous bornerons à ce qui se rapporte au choléra. Il est certain que, chez les individus qui souffrent du choléra, l'encéphale conserve l'intégrité de ses fonctions, et l'individu malade a la conscience de sa maladie. Mais pendant qu'existe cette intégrité des fonctions encéphaliques, les extrémités, ainsi que toute la peau des malades, non-seulement sont glacées et ne s'échauffent pas par l'application de la chaleur, mais elles n'éprouvent en aucune manière la sensation de la chaleur appliquée. Ce défaut de sensation prouve que des extrémités nerveuses il ne se fait pas de transmission à l'encéphale, et prouve aussi que ces extrémités ont été dépouillées de l'agent qui forme l'influx nerveux et dont la transmission produit la sensation. Après cette considération nous pouvons passer à exposer la théorie qui donne l'explication du mode avec lequel l'épidémie du choléra-morbus se développe et se propage.

En réfléchissant sur l'état permanent et sur l'invariabilité de l'influence épidémique du choléra-morbus, et en observant que, tout loin qu'elle est, cette influence épidémique, du foyer d'où elle tire son origine, cependant elle conserve la même intensité, et sur les populations elle exerce ses ravages avec la même rapidité; en considérant, en outre, que cette épidémie ne peut être attribuée ni à des gaz délétères, ni à des émanations ou miasmes, ni à des infections, etc., parce que toutes ces substances, comme nous avons dit, disséminées dans l'atmosphère, perdent leur activité ; en connaissant, enfin, que plus on s'éloigne du foyer de ces émanations, on s'expose moins aux effets de leur influence délétère, et à une certaine distance variable selon les variations météorologiques, l'air se trouve entièrement pur ; et en observant, au contraire, que l'épidémie du choléra, tout loin qu'elle est de son foyer, cependant conserve la même force et agit avec la même intensité, j'ai dû concevoir l'idée que la cause de cette épidémie doit résider dans l'altération des proportions des éléments de l'air atmosphérique. En effet, si on examine ce qui se passe dans les régions qui sont le siége ou le foyer d'où part cette épidémie, on verra que, sous l'influence de certaines circonstances, il doit nécessairement résulter une altération, comme nous avons dit, dans les proportions des éléments de l'air atmosphérique. Il est certain que l'accroissement de la chaleur dans les régions placées sous les tropiques, tandis qu'il fait descendre de plusieurs degrés la colonne barométrique, produit une grande raréfaction dans les couches inférieures de cet air atmosphérique. Cette raréfaction forme une espèce de vide au sein duquel s'élèvent des émanations dont le dégagement était empêché par la pression atmosphérique.

Ces émanations , dont la quantité est en rapport avec la quantité de la chaleur, et par conséquent avec la raréfaction de l'air atmosphérique, et en rapport aussi avec l'étendue du sol duquel ces émanations sont dégagées; ces émanations, dis-je, mises en contact avec l'air atmosphérique, doivent nécessairement s'oxyder, et l'oxydation d'une si grande quantité de matériaux doit nécessairement diminuer la quantité de l'oxygène, altérer, par conséquent, les proportions des principes constituant l'air atmosphérique et résulter un dérangement dans l'équilibre des éléments de cet air. Ces mêmes émanations, ainsi dégagées et oxydées, se chargent aussi de l'électricité de l'air, dont la raréfaction fait qu'il devient meilleur conducteur. Ces circonstances ainsi réunies doivent affecter tous les êtres organiques et produire des changements et des modifications sur ces êtres en rapport du rôle que joue cet air atmosphérique sur le développement, sur la nutrition et sur l'état de santé de ces êtres organiques. En nous bornant à l'homme, nous pouvons dire que cet air atmosphérique, dépouillé d'une grande quantité de son oxygène, n'exerce plus la même pression atmosphérique et n'offre plus à la respiration les proportions d'oxygène nécessaires à l'hématose; et, au contraire, comme dans cet air les proportions de l'azote sont prépondérantes, il doit suivre nécessairement une modification dans l'acte de la respiration, et au lieu d'avoir une hématose parfaite par les prédominantes proportions de l'azote inspiré, le sang sera cyanosé, et le mouvement circulatoire ralenti. L'ammoniaque qui se forme dans la masse du sang, tandis qu'elle altère la contractilité du système musculaire, doit sécrétée dans le canal intestinal, irriter la muqueuse de ce canal et donner lieu à ces petites douleurs, à ce développement gazeux, et à ces borborygmes dont se plaignent les habitants des villes soumises à l'influence de l'épidémie. L'atmosphère dépouillée, comme nous avons dit, d'une grande quantité de son oxygène pour se rétablir dans son équilibre, agit comme le pôle positif d'une pile, et attire l'oxygène de tous les corps, ainsi que l'électricité inhérente à cet oxygène. L'air en contact avec la peau de l'homme attire l'oxygène du sang qui circule dans les capillaires de cette membrane, et comme les extrémités nerveuses sont en contact avec le sang qui circule dans le réseau capillaire de la peau, et que l'agent de l'innervation a toutes les propriétés matérielles du fluide électrique, il suit que dans cette attraction de l'oxygène du sang est attiré aussi l'agent de l'innervation. La perte qui suit de l'oxygène, et l'atteinte que cette attraction porte sur l'innervation, doivent produire nécessairement l'abaissement de la température de la peau, paralyser la circulation capillaire et produire le phénomène de la stagnation du sang. La perte de l'oxygène, en favorisant l'accroissement de l'ammoniaque, dont le contact irrite les organes destinés à la sécrétion de l'urine, empêche la sécrétion de ce liquide. En effet, comme sous l'influence de ces altérations chimiques il ne se forme pas d'urée, il suit qu'il ne se fait pas la sécrétion de l'urine, et la vessie, par conséquent, doit être vide de ce liquide. La circulation cutanée étant paralysée, comme nous avons dit, il doit nécessairement succéder un afflux copieux de sérosité dans les vaisseaux capillaires des parois du canal gastro-entérique. L'exhalation qui se fait dans la cavité du canal la remplit de sérosité, d'où résultent les vomissements et les déjections ventrales de cette même sérosité. L'ammoniaque, dont cette sérosité est remplie dans l'acte de l'exhalation, corrode les porosités des capillaires, irrite les parois musculo-membraneuses du canal, détermine les douleurs de ces organes, et produit, sous forme de granulation, cette éruption qui forme la communication capillaire établie entre le réseau capillaire et la cavité gastro-entérique, communication enfin par laquelle suinte le liquide qui remplit la cavité du canal et qu'il vient expulser par les vomissements et par les déjections ventrales.

Nous avons dit que l'atmosphère dépouillée de son oxygène tend à se rétablir dans son équilibre, agit comme le pôle positif d'une pile, et attire l'oxygène des corps avec lesquels elle est en contact. Cette attraction, qui s'exerce sur les couches atmosphériques environnantes, décompose l'air de ces couches, attire l'oxygène qui se combine avec l'azote de l'air qui exerce cette attraction. Cette combinaison, qui rétablit l'équilibre atmosphérique de la localité, fait cesser l'influence épidémique. Mais les couches qui restent dépouillées de leur oxygène se constituent à leur tour un nouveau centre d'attraction, qui attire l'oxygène des corps soumis à ces couches et exerce sur les pays entourés par ces mêmes couches la même influence épidémique. Ce successif dépouillement de l'oxygène, qui s'effectue de proche en proche et d'une couche à la couche contiguë, et qui s'étend lentement jusqu'à l'extrémité du globe, explique la propagation de l'épidémie. En effet, chacune de ces couches dépouillée de son oxygène se constitue un nouveau foyer, où les prédominantes proportions de l'azote doivent produire les mêmes effets morbides, et par conséquent toute la suite des phénomènes qui se manifestent dans le développement et dans la marche de la maladie. Ces phénomènes ne peuvent différer que dans les petites modifications qui résultent nécessairement de l'influence des climats, de la différente manière de vivre, de la différence des eaux, des boissons et des aliments, de la différence de l'état, ou de la position civile des malades, enfin des différentes habitudes des nations sur lesquelles l'influence épidémique se manifeste.

Dans la propagation de l'épidémie, il est des localités où l'épidémie éclate plus vite et sévit avec plus d'intensité. Tels sont les lieux où se dégage une quantité d'hydrogène dont l'absorption augmente les proportions de l'ammoniaque et manifeste les phénomènes de la maladie avec une intensité beaucoup plus grande. Cette circonstance donne la raison pourquoi l'épidémie se manifeste avec plus d'intensité et préfère suivre les bords des fleuves, des eaux stagnantes, etc., et donne aussi la raison pourquoi les aliments et les boissons qui, dans l'acte de la digestion, dégagent beaucoup d'hydrogène, sont très-nuisibles. C'est cette raison qui fait que le gibier, les poissons gras, les légumineux, les épinards, etc., les boissons alcooliques, favorisent et accélèrent le développement de la maladie.

D'après ce que nous avons dit, il est évident que la théorie exposée peut satisfaire aux plus importantes questions relatives à la nature de l'agent qui est la source de l'épidémie, et relatives à la nature de la maladie dont les phénomènes doivent être nécessairement tels qu'ils se manifestent. Il ne reste à parler que des crampes et de l'état typhique qui est une des fréquentes terminaisons du choléra-morbus épidémique.

L'on sait que les crampes ne sont que des contractions musculaires, mais elles ne sont pas des spasmes. Nous avons dit que les extrémités nerveuses de la peau se dépouillent de leur fluide nerveux ; ce dépouillement affaisse ces extrémités et produit un état d'oblitération qui dérange leur conductibilité. Le courant nerveux, qui ne peut être transmis jusqu'à ces extrémités de la peau, s'accumule et échauffe les extrémités qui passent aux muscles soumis à l'influence de la volonté. Cet échauffement qui se communique aux fibres musculaires avec lesquelles les susdites extrémités nerveuses sont en contact immédiat, détermine la violente contraction de ces muscles, et fait naître la sensation du déchirement musculaire à laquelle on donne le nom de crampe, dont la nature ne diffère pas de celle qui forme la névrologie.

Relativement à la terminaison typhique, nous pouvons dire qu'elle n'est que la même maladie qui a pris une forme différente sous l'influence de la réaction qui a été développée. En effet, dans le cas où la maladie se termine par un mouvement général de réaction dont l'issue ne doit pas être funeste, alors les battements des artères deviennent plus développés, la peau se réchauffe et se colore, la sécrétion de l'urine reparaît, et le malade entre dans l'état de convalescence. Ce rétablissement des fonctions organiques fait voir qu'une hématose parfaite a été effectuée. Dans les cas, au contraire, où un mouvement fébrile se déclare avec des symptômes de congestion cérébrale, alors c'est la congestion même qui empêche qu'une hématose parfaite puisse être effectuée. En effet, l'état de pression que la congestion exerce sur la substance cérébrale dérange toutes ses fonctions organiques. Son influence, par conséquent, sur la respiration et sur les autres fonctions est intervertie. Le sang n'est pas hématosé, d'où il suit qu'un à un doivent se développer tous les symptômes qui forment la marche d'une maladie qui a son siége dans l'encéphale et tire son origine d'une congestion dont la persistance enflamme le tissu cérébral, et détermine le développement d'une fièvre dont la nature ne diffère de celle d'un typhus que dans la rapidité avec laquelle elle parcourt ses périodes.

D'après la théorie exposée et dont je n'ai

donné qu'une simple exquisse , je crois qu'on a l'explication de toutes les questions relatives au développement et à la propagation de l'épidémie ainsi qu'à l'agent dont l'influence chimique détermine le développement des phénomènes que dans sa marche la maladie manifeste; et il est prouvé qu'une théorie qui satisfait aux questions sur la nature d'un phénomène naturel , doit nécessairement posséder les caractères et les avantages d'une vérité.

Aperçu sur le traitement du choléra-morbus épidémique.

Avant de donner une idée du mode avec lequel j'ai traité cette maladie, on me permettra de noter ici ce que j'ai observé : c'est-à-dire, que les frictions faites avec des liniments qui avaient de l'ammoniaque ne rappelaient pas la chaleur chez les cholériques; et les malades qui avaient pris de l'acétate d'ammoniaque, ont tous péri. Plusieurs des cholériques sont morts parce que, dans le traitement de ces malades, quelques médecins n'avaient prescrit que des remèdes tout à fait inactifs. Tout médecin éclairé voudra bien reconnaître que, dans ces circonstances, il ne doit sortir aucun avantage de l'usage de la décoction blanche de Sydenham, de la craie préparée, etc.

Les juifs, qui ont suivi cette prescription, ont donné le plus grand nombre des morts ; j'en puis dire autant des bains chauds qui ont été prescrits sans considérer les effets fâcheux de ces bains. Il est certain qu'ils produisent des congestions vers la tête ou la poitrine. Il y en avait d'autres qui croyaient que pour guérir les cholériques, il suffisait de les réchauffer. Ils ne considéraient pas que la chaleur, artificielle dont s'imprègnent les membres des cholériques ne pouvait remplacer le calorique vivifiant dont le développement dépend de l'hématose. A l'application de la chaleur les membres s'échauffaient à la manière des corps bruts ; mais cette chaleur se perdait de suite, et les membres restaient glacés comme auparavant. M. le docteur Monneret n'a observé le choléra que dans son commencement, et il n'a observé des cholériques que dans les hôpitaux dont je n'ai aucune idée. Il est certain, que depuis le départ du susdit illustre médecin, le choléra a continué de sévir, et c'est dans les mois d'avril et de mai que le choléra a fait des ravages.

Le mode d'après lequel j'ai traité la maladie est le suivant. J'ai prescrit toujours l'application des sangsues sur l'épigastre ; et si les forces n'étaient tout à fait déprimées, je saignais le malade. Cette saignée n'avait d'autre but que d'em-

pêcher les congestions et mettre la masse du
sang en rapport avec l'affaiblissement du cœur.
Je prescrivais toujours l'application sur le bas-
ventre des cataplasmes chauds préparés avec
une partie de la farine de graine de lin et une
partie d'anis pulvérisé. On n'appliquait le cata-
plasme qu'après avoir frotté le bas-ventre avec
un liniment composé de camphre, de teinture
alcoolique de digitale pourprée, d'axonge et
d'huile d'amandes ou d'olives. Pour ce liniment
je préférais la teinture alcoolique de digitale à
celle des cantharides, parce que son absorption
développe de la chaleur. Avec ce liniment on
frottait tout le corps des malades, et particu-
lièrement les extrémités, sur lesquelles on appliquait des sinapismes saupoudrés de soufre
lavé. Intérieurement je donnais au commencement de petites doses d'ipécacuanha, un grain
et demi toutes les dix minutes avec du sucre.
Si la peau était froide, je donnais de suite de
très-petites doses de soufre lavé, un demi-grain
à chaque demi-heure, avec deux ou trois grains
de poudre d'anis et de sucre, et chaque heure,
avec une petite seringue, je faisais une injection
à l'anus, de cinq grains de soufre lavé et mêlé
avec une petite quantité de solution de gomme
adragante dans l'eau. L'administration de ces
petites doses de soufre détermine le dévelop-

pement de la chaleur. Je ne veux pas faire des considérations sur le mode d'agir de ce précieux remède : il est certain que, lorsqu'une certaine quantité de cette substance est absorbée, elle détermine le développement de la chaleur. Je dois ajouter que je faisais saupoudrer les cataplasmes qu'on appliquait sur le bas-ventre avec un mélange de deux parties de soufre lavé et une partie de nitrate de potasse. Outre ces remèdes, je donnais de temps en temps de petites cuillerées de la potion suivante :

℞.   Extract. aquosi oppis granum *J*
       Gum. adrag. s. p. grana decem : *X ;*
       Solve in aqua dracmas decem; postea adde
       Syrup. florum aurantiorum dracmas *X ;*
Misc. Perfecte.

Lorsque la maladie, après la réaction, prenait la forme et la marche d'un typhus, alors après l'application des sangsues aux mastoïdes, quelquefois précédée d'une ou deux saignées au bras, je prescrivais l'application des vésicatoires et intérieurement je donnais toutes les deux heures une pilule d'un quart de grain de quinine, et pour boisson de l'eau au sucre.

La théorie exposée sur la cause de l'épidémie du choléra asiatique ouvre la voie qui porte à l'explication de la cause des épidémies qui se bornent au contour du foyer duquel elles tirent leur origine, et ouvre la voie aussi à l'explication de la cause de la contagion ; mais je ne hasarderai la publication de mes idées sur ces questions importantes qu'après avoir observé que cet essai est honoré de la bénignité des savants.

Constantinople, 17 juin 1848.

ADDITION.

Ici, à Constantinople, aux mois de juillet et août, mois où la chaleur a été excessive, et accompagnée d'une aridité constante et qu'il n'a soufflé d'autres vents que celui du nord-est, le choléra a manifesté une intensité si grande, qu'il faisait périr les individus attaqués de cette maladie dans l'espace de peu d'heures. C'est sous cette influence qu'une circonstance a fait connaître qu'en donnant l'iodure de potassium à l'apparition des douleurs abdominales et de la diarrhée, ces douleurs et ces diarrhées se calmaient de suite. Fort des essais que j'ai faits, je puis assurer que chez tous les individus, même aux femmes enceintes, auxquels j'ai donné l'iodure de potassium jusqu'à la dose de six grains, et quelquefois de dix, dissous dans l'eau simple, dose qui était avalée tout d'une fois, chez tous ces individus, la diarrhée a été arrêtée, et les douleurs, ainsi que les borborygmes, ont été calmées. C'est aux médecins de vouloir faire des essais pour s'assurer que mon assertion est fondée sur la vérité.

FIN.